COMPTE-RENDU

DES

BAINS DE MONDORFF.

La saison de 1861 comptera au nombre des plus brillantes, grâce à la température exceptionnellement élevée qu'il fit pendant l'été. Les eaux thermales chlorurées sodiques et azotées de Mondorff, dont l'efficacité est unanimement constatée par les malades et par nos confrères qui en ont pu apprécier les effets salutaires, ont produit pendant cette saison, les résultats les plus heureux dans des affections fort variées. L'affluence des baigneurs de ce pays et des contrées voisines, a été plus considérable que par le passé; les Français, notamment, entraient pour une très-notable proportion dans la colonie de Mondorff. Le succès si bien établi de cette source ne peut être pour les actionnaires des bains qu'un encouragement à perfectionner cette station qui commence à prendre un rang marqué parmi les eaux thermales. Les remarquables résulats de la dernière saison donnent à cette assertion une évidence que nous croyons incontestable. L'établissement de Mondorff est appelé à rendre de grands services aux malades, dès que l'on y rencontrera un développement convenable dans le sens de l'installation balnéothérapique.

Les résultats obtenus, quoique incomplets, suffiront pour que les malades et nos honorables confrères puissent juger en connaissance de cause ce qu'ils peuvent attendre des eaux thermales luxembourgeoises.

Maladies nerveuses. — Faiblesse nerveuse, sensibilité nerveuse exagérée, hystérie, 23 cas, 6 guérisons, 12 améliorations, 1 effet nul, 4 effets inconnus. Céphalalgie, vertiges, insomnie : 20 cas, 3 guérisons, 15 améliorations, 2 effets inconnus. Palpitations du cœur : 9 cas. 2 guérisons, 5 améliorations, 2 effets inconnus. Chorée : 2 cas, 2 améliorations.

2. *Faiblesse générale :* 18 cas, 4 guérisons, 11 améliorations, 3 effets inconnus.

3. *Maladies rhumatismales.* — Rhumatisme général, rhumatisme nerveux, articulaire, sciatique : 28 cas, 6 guérisons, 14 améliorations, 3 effets nuls, 5 effets inconnus. Rhumatisme goutteux, goutte : 5 cas, 5 améliorations.

4. *Maladies des organes digestifs.* — Dyspepsie, gastralgie, gastrite chronique, vomissemens spasmodiques, pyrosis potatorum, constipation opiniâtre : 72 cas, 18 guérisons, 44 améliorations, 5 effets nuls, 7 effets inconnus.

5. *Obstructions abdominales.* — Engorgement du foie, pléthore abdominale, ictérus, congestions hémorrhoïdales : 18 cas, 3 guérisons, 12 améliorations, 3 effets inconnus.

6. *Maladies scrofuleuses et lymphatiques,* carie : 9 cas, 9 améliorations.

7. *Dermatoses, sueurs profuses :* 18 cas, 5 guérisons, 11 améliorations, 2 effets inconnus.

8. *Anomalies du flux périodique :* 19 cas, 3 guérisons, 10 améliorations, 6 effets inconnus.

9. *Pollutions nocturnes :* 4 cas, 1 guérison, 2 améliorations, 1 effet inconnu.

10. *Affection morale dépendant d'une trop grande sensibilité nerveuse :* 3 cas, 1 guérison, 2 améliorations.

11. *Hypocondrie:* 3 cas, 2 améliorations, 1 effet inconnu.

12. *Delirium tremens* (commencement du): 2 cas, 1 guérison, 1 amélioration.

13. *Hémiplégie:* 1 cas, 1 effet inconnu.

14. *Semi-paralysie des extrémités:* 2 cas, 1 effet nul, un effet inconnu.

15. *Disposition à l'hémoptysie:* 2 cas, 2 effets inconnus.

16. *Affection organique du cœur et des poumons:* 4 cas, 4 effets nuls.

Total: 262 cas, 53 guérisons, 157 améliorations, 12 effets nuls, 40 effets inconnus.

Ce tableau prouve suffisamment que les vertus thérapeutiques de la source de Mondorff sont en parfait accord avec sa composition chimique; qu'on peut la considérer comme souveraine dans les affections nerveuses, dans la faiblesse de l'organisme et dans les maladies des organes digestifs; que c'est le remède par excellence contre les maladies scrofuleuses et lymphatiques, contre les maladies cutanées et rhumatismales, surtout quand il existe à côté de ces états morbides des conditions constitutionnelles ou diathésiques, ou névropathiques, comme dans le rhumatisme nerveux; qu'elle produit les résultats les plus satisfaisans dans les engorgemens des viscères abdominaux, dans les anomalies du flux périodique, dans les sueurs profuses, dans les congestions hémorrhoïdales et dans l'hypocondrie.

Les 262 cas indiqués dans ce tableau sont ceux qui sont parvenus à notre connaissance, il reste encore à peu près 200 malades dont nous ignorons la maladie et par conséquent le résultat obtenu par les agens balnéothérapiques.

Si l'on est étonné de voir le chiffre des guérisons si minime en proportion des améliorations, c'est qu'il faut envisager les eaux minérales moins comme des agens de guérison directs des maladies, que comme un moyen adjuvant qui, par les changemens intimes qu'il provoque dans la marche de l'organisme, redonne aux lois physiologiques entravées leur empire, rend à la nature médicatrice les propriétés qu'elle avait perdues et insensiblement fait revenir l'organisme à l'état de santé. C'est ce qui fait que les résultats de la médication thermale sont si souvent consécutifs, car l'action des eaux continue pendant quelque temps après qu'on en a interrompu l'usage; cette action consécutive n'est souvent qu'un complément nécessaire de la cure, donc elle exige une très-grande circonspection de la part des malades.

En conséquence, maintes améliorations obtenues à la fin de la cure peuvent se transformer en guérisons dans quelques mois.

Parmi les cas où les moyens balnéothérapiques n'ont produit aucun effet salutaire, nous signalons particulièrement les maladies organiques du cœur et des poumons. Nous devons avouer que les eaux de Mondorff sont de véritables remèdes dont l'emploi intempestif peut avoir dans certains cas de regrettables conséquences.

Le chiffre indiquant le nombre des effets inconnus sont des malades qui nous ont communiqué la nature de leur maladie, mais qui ne nous ont pas fait part de l'effet obtenu par l'emploi des eaux.

Nous avons constaté, depuis plusieurs années, que les eaux de Mondorff suppléent avantageusement aux bains de mer; c'est un avantage pour ceux qui ne peuvent aller à grands frais chercher la santé dans les établissemens situés sur les bords de l'Océan ou de la Méditerranée et pour ceux qui peuvent difficilement supporter l'excitation de l'atmosphèremaritime, puis pour les enfans que la vue et le bruit des flots effraient et qui marquent alors la plus vive répugnance à se baigner.

Nous insistons de rechef sur les effets salutaires de nos thermes dans la goutte et le rhumatisme goutteux. La médication thermale de Mondorff, à la condition indispensable qu'elle soit dirigée d'une manière rationnelle, modifie d'une manière avantageuse la diathèse goutteuse, et exerce une action très-favorable sur la santé générale ; nous n'avons jamais vu que, dans la goutte, un traitement appliqué méthodiquement en temps opportun ait produit un inconvénient sérieux.

Les heureux résultats obtenus pendant cette saison dans le *delirium tremens* et dans la *pyrosis potatorum*, attestent la puissante efficacité de nos eaux dans ces états pathologiques.

La saison de 1861 a été très-belle, beaucoup d'étrangers ont visité nos bains et ont emporté des souvenirs qui les y ramèneront assurément l'année prochaine. Les vertus curatives des eaux de Mondorff bien reconnues d'après les bons effets qu'on en obtient, les appellent à un brillant avenir, aussi, en raison de leur importance, voudrions-nous qu'on ne négligeât aucun moyen de changer le mal en bien et le passable en mieux.

Désidérata:

1° Deux bassins (piscines) à douches séparées ; nous insistons pour la construction de deux bassins, parce que bien des malades y peuvent prolonger la durée du bain et un certain degré d'exercice actif exerce une heureuse influence dans plusieurs affections.

2° Un plus grand nombre de cabinets à bains chauds et à douches.

3° Une galerie vitrée.

4° Des cabinets chauffés pendant l'inclémence

du temps pour qu'on puisse prendre des bains au printemps et en automne sans nuire à la santé.

5° Une salle de conversation.

6° Un réglement imprimé concernant le service des bains et notamment du bassin qui ne devrait être fréquenté que par des personnes exemptes d'affections extérieures propres à inspirer l'inquiétude ou le dégoût.

7° Une diminution du prix des bains au printemps et en automne pour que les personnes peu aisées puissent également trouver à Mondorff le moyen de recouvrer la santé ou du moins de diminuer considérablement leurs souffrances; car les eaux de Mondorff ne deviendront d'une pratique étendue, générale, que quand toutes les classes pourront en faire un usage rationnel et suivi.

8° De la musique au moins trois fois par semaine dans le parc de l'établissement.

Mondorff, le 30 octobre 1861.

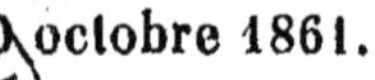

Dr Schmit.

Metz. — Imp. Rousseau-Pallez.

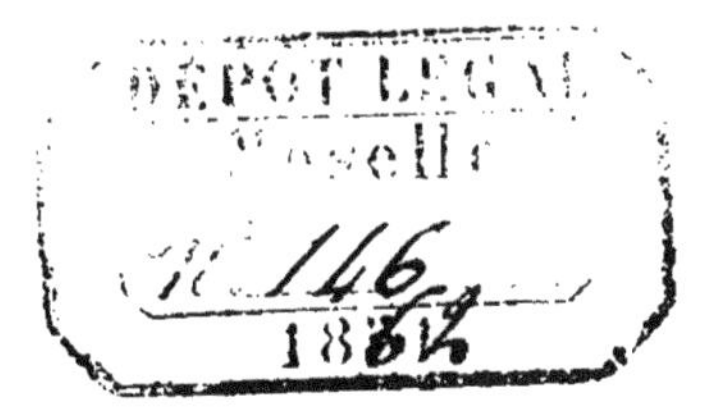

COMPTE RENDU

DES

BAINS DE MONDORFF.

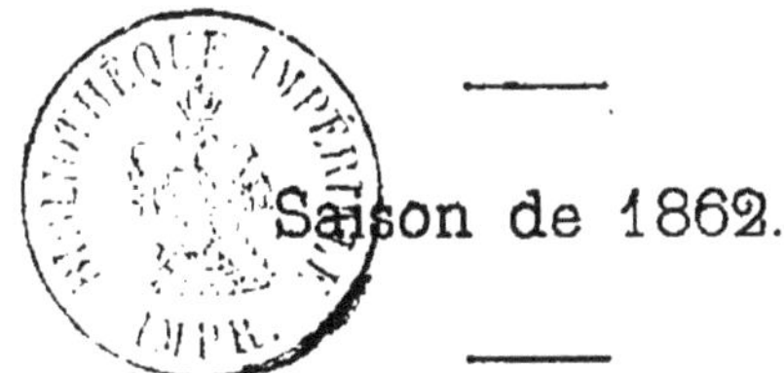

Saison de 1862.

Les *eaux thermales chlorurées sodiques* de Mondorff ont de nouveau opéré, pendant cette saison, les cures les plus heureuses dans les états morbides les plus divers. Par leur activité, ces eaux constituent une ressource médicale précieuse qui mériterait d'être mieux utilisée.

Mondorff est le rendez-vous de plusieurs nations, mais la France tient toujours le premier rang parmi les pays qui ont fourni leur contingent à notre station thermale. La Belgique et le grand-duché n'ont jamais été si bien représentés que pendant cette saison qui a été plus courte que celle de l'année précédente; cependant durant le mois d'août et une partie de septembre, le mouvement des baigneurs et des visiteurs a été assez considérable.

Les qualités remarquables de la source de Mondorff ont dû depuis longtemps attirer l'attention de la compagnie des bains, et si la réputation de ces eaux n'a pas grandi en proportion de leur valeur, c'est que notre utile station n'était pas tout à fait encore en mesure de satisfaire aux exigences de la clientèle qui la fréquente. Mais cette clientèle ne peut que s'accroître, surtout si, comme nous sommes fondé à l'espérer, une société nouvelle, même l'Etat, qui, dit-on, doit devenir propriétaire des bains, entre résolument dans la voie des améliorations et des embellissemens, afin de mettre notre établissement au niveau des stations thermales les mieux organisées de l'Europe.

On a toujours reconnu que l'importance d'un établissement, au lieu de diminuer au moment où sa prospérité rend nécessaire de nouvelles dépenses d'installation balnéaire, augmente en proportion du confortable qu'on y rencontre. Nous pouvons affirmer avec certitude que, si on fait accomplir les réformes et les améliorations déjà si fréquemment mentionnées dans nos rapports sur les vertus médicales des eaux de Mondorff, cette transformation triplera le nombre des malades et des visiteurs qui, chaque année, viennent retremper leurs forces à cette source éminemment bienfaisante et sans équivalent dans les contrées voisines.

L'établissement de Mondorff possède déjà un beau parc, très-accidenté, boisé et d'une vaste étendue qui permet aux malades de prendre l'exercice nécessaire au rétablissement de la santé. C'est déjà un grand point et l'on pourrait dire le point nécessaire. Mais des modifications somptuaires, ayant trait au bien-être et aux plaisirs des baigneurs, donneraient à coup sûr un élan nouveau à la propagande médicale de ces bains. De plus, les eaux de Mondorff supportent le transport sans altération; ainsi, par leurs vertus curatives, par leurs qualités inaltérables, elles ont de sérieux élémens de prospérité. Au milieu de si puissans avantages, il en est un qui n'est pas moins considérable, nous voulons parler de la vie matérielle, qui est à Mondorff confortable, recherchée même et à des prix modérés.

Un service régulier d'omnibus pour la saison d'été est organisé entre Mondorff et Luxembourg; il est en correspondance avec les chemins de fer qui arrivent des pays voisins.

Depuis l'ouverture de la saison, on a pris 6,500 bains. Depuis 14 ans, nous publions le compte rendu des bains dans le but d'accroître la confiance acquise depuis 16 ans à notre source qui, par ses éminentes vertus thérapeutiques, comptera à l'avenir, nous osons l'espérer, parmi les établissemens les plus en vogue de la France et de l'Allemagne. Les résultats balnéaires, quoique encore incomplets, suffiront pour que nos honorables confrères et les malades puissent juger en connaissance de cause ce qu'ils peuvent espérer de la source de Mondorff.

1° *Maladies nerveuses.*

Trop grande impressionnabilité du système nerveux, hystérie, hyperaesthésie cutanée. — 30 cas; 10 personnes ont obtenu une guérison complète, 14 ont éprouvé une grande amélioration, chez 2 malades nous n'avons pas remarqué d'effet, et chez 4 le résultat des bains nous est inconnu.

Céphalalgie, vertiges, insomnie. — 28 cas, dont 11 guérisons, 14 améliorations, effet nul chez un malade, et chez 2, le résultat de la cure nous est inconnu.

Palpitations nerveuses du cœur. — 4 cas; 3 malades ont été complètement guéris, et une personne a ressenti une notable amélioration.

2° *Maladies rhumatismales.*

Rhumatisme musculaire, articulaire, sciatique et rhumatisme nerveux. — 46 cas ; 14 malades ont été entièrement rétablis, 27 ont éprouvé un grand soulagement, chez 3 malades l'eau n'a produit aucun effet, et chez 2 le résultat nous est inconnu.

Rhumatisme goutteux, goutte. — 16 cas ; 2 guérisons, 10 améliorations, et nous ignorons le résultat chez 4 malades.

3° *Maladies des voies digestives.*

Manque d'appétit, digestion difficile, pituite, gastrite chronique, constipation opiniâtre. — 48 cas ; 17 guérisons complètes ont eu lieu, 26 malades ont ressenti un grand soulagement, chez un seul l'eau n'a produit devant nous aucun résultat appréciable, et chez 4 l'effet des bains nous est inconnu.

Gastralgie, vomissemens spasmodiques. — 9 cas ; 4 malades ont complètement recouvré la santé et chez 5 une amélioration importante a eu lieu.

4° *Maladies lymphatiques et scrofuleuses, carie, tumeurs blanches.*

11 cas ; 2 guérisons ont été obtenues, 8 malades ont ressenti une grande amélioration, et nous ignorons le résultat chez un malade.

5° *Atonie de l'organisme, convalescences pénibles.*

12 cas, dont 5 guérisons complètes et 7 améliorations.

6° *Maladies dermatosiques.*

Eczema chronique, herpes, psoriasis, etc. — 10 cas; 4 malades ont été complètement guéris, et 6 ont éprouvé un grand soulagement.

7° *Obstructions abdominales.*

Engorgement du foie, de l'utérus, jaunisse, pléthore abdominale, congestions hémorrhoïdales. — 11 cas; 3 guérisons et 4 améliorations ont été observées, effet nul chez une personne, et chez 3 résultat inconnu.

8° *Anomalies du flux périodique.*

Dysmenorrhée, aménorrhée, etc. — Dix cas, dont quatre guérisons, cinq améliorations et nous ne connaissons pas le résultat chez une personne.

9° *Chloro-anémie.*

4 cas; 3 malades ont éprouvé une grande amélioration et une personne ne nous a pas fait part du résultat obtenu.

10° *Hypocondrie.*

2 cas et 2 améliorations.

11° *Affection morale, mélancolie.*

4 cas; 2 améliorations, effet nul chez une personne et résultat inconnu chez la quatrième.

12° *Semi-paralysie des extrémités inférieures.*

4 cas, dont 3 améliorations et effet inconnu chez une personne.

13° *Hémiplégie* (paralysie, suite de l'apoplexie).

5 cas dont 2 améliorations et effet nul chez 3 malades.

14° *Myodésopsie* (mouches volantes).

1 cas et amélioration.

15° *Disposition à l'hématurie.*

1 cas et amélioration.

16° *Affections des voies urinaires, des organes respiratoires et du cœur.*

6 cas, et chez les 6 malades les bains n'ont produit aucune amélioration.

En somme, de 269 cas qui sont parvenus à notre connaissance, il y a eu 84 guérisons complètes en une ou deux saisons ; 142 améliorations ; chez 18 personnes, les bains n'ont produit aucun effet, ou ont empiré le mal, et 25 malades ne nous ont pas fait part de l'effet obtenu par l'emploi des eaux.

Ce tableau corrobore suffisamment les indications des bains de Mondorff. En effet, les principales affections contre lesquelles on dirige avec un succès assuré l'action des eaux de Mondorff, sont : les névropathies, notamment l'hystérie dont les manifestations sont si pénibles pour les personnes qui en sont atteintes, et qui se montre si réfractaire à la plupart des moyens employés pour la combattre. C'est par les *médications calmante et fortifiante* qu'on obtient ce succès dans les maladies nerveuses.

Les eaux de Mondorff ont une action curative incontestable sur toutes les affections rhumatismales anciennes ou récentes, car les personnes affligées de cette maladie trouvent en peu de temps une guérison complète ou une amélioration considérable, surtout si, à côté du rhumatisme, il existe des conditions constitutionnelles ou diathésiques. Dans la goutte chronique asthénique, elles ont pour effet d'atténuer l'état goutteux diathésique et ses manifestations, de rétablir l'intégrité de l'assimilation ; de cette manière elles tendent à prévenir le développement et les manifestations de la goutte. Elles produisent les meilleurs effets dans les altérations goutteuses, gonflemens, engorgemens des articulations, déformations arthritiques, toutes conséquences de la goutte.

Les *médications altérante et reconstituante* produisent ces bons résultats dans ces différens états pathologiques.

On peut considérer les eaux de Mondorff comme essentiellement corroborantes, propres à restaurer les forces ; c'est en vertu de la *médication reconstituante* qu'on en obtient des succès complets dans l'atonie de l'organisme, dans la débilité résultant de convalescences pénibles. Ces eaux sont également d'un effet certain contre les affections qui entravent ou paralysent le jeu de l'appareil digestif. Elles jouissent d'une propriété spécifique dans le traitement des maladies scrofuleuses et lymphatiques, dans les affections de la peau, surtout celles liées à un état diathésique ou scrofuleux. C'est par la *médication altérante* qu'on parvient à neutraliser la diathèse, à triompher des divers états morbides qui en sont l'expression.

La source de Mondorff est le remède par excellence pour rétablir les anomalies du flux périodique, et par *sa vertu résolutive ou fondante*, elle est d'une efficacité incontestable dans les engorgemens abdominaux ; les eaux impriment à la circulation veineuse abdominale une activité particulière. Elles sont également d'une ressource puissante contre la faiblesse des membres après des fractures, des luxations et contre les raideurs des articulations.

Voilà les principaux états morbides contre

lesquels nous pouvons recommander les eaux de Mondorff. Si nous n'énumérons pas un nombre plus considérable d'affections, c'est que notre pratique nous confirme d'année en année qu'il est plus avantageux de rester en deçà que d'aller au-delà de certaines limites.

Mondorff, le 20 octobre 1862.

Dr Schmit.

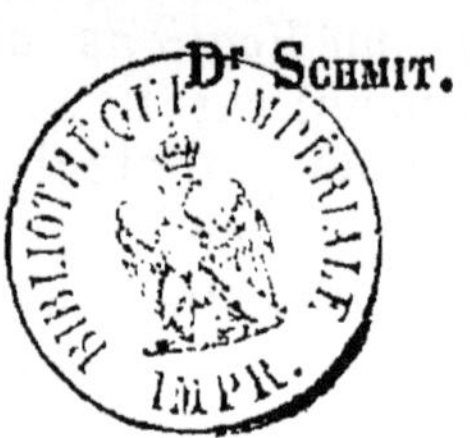

Metz. — Imp. de Rousseau-Pallez.

COMPTE RENDU

DES

BAINS DE MONDORFF.

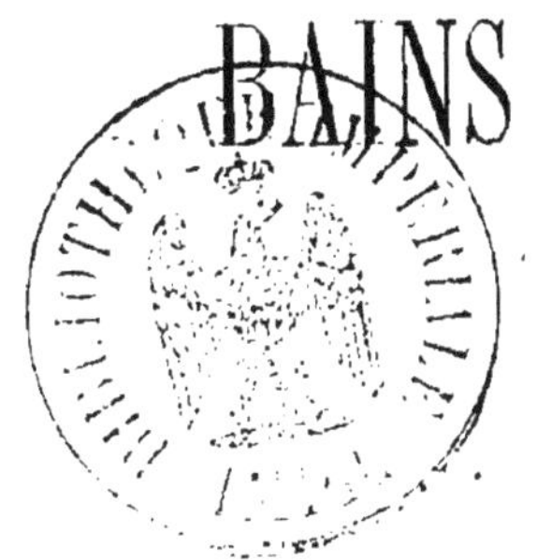

Saison de 1863.

La puissante efficacité des eaux thermales de Mondorff a reçu une consécration nouvelle pendant cette saison. Les succès obtenus par leur emploi dans des affections fort variées, sont certainement le meilleur témoignage en faveur de leurs éminentes vertus thérapeutiques.

L'établissement de Mondorff, par l'abondance de sa source et par sa richesse minérale, peut revendiquer l'une des premières places entre les *eaux chlorurées sodiques et bromurées;* c'est un grand bienfait, non seulement pour la localité, mais pour tout ce pays. En effet, on ne sait pas assez, que sous le rapport des précieuses propriétés de cette source, le Grand-Duché n'a rien à envier aux villes les plus favorisées de l'Allemagne; de plus, ces eaux qui représentent une médication reconstituante, ont le précieux avantage de suppléer aux stations maritimes et conviennent dans la plupart des cas où les bains de mer sont eux-mêmes le plus recommandés.

Outre le Grand-Duché, la France, la Belgique, la Prusse et même la Hollande ont été représentées à Mondorff. La France, notamment, avait envoyé à notre source un nombreux contingent de malades. Après la France, vient la Belgique. Depuis quelques années, des personnes de Bruxelles, de la province du Hainaut et particulièrement du bassin de Charleroy et de la province de Luxembourg, viennent chercher la santé auprès de notre source bienfaisante, et nous pouvons affirmer sans appréhension, que toutes celles qui n'ont pas commis de péchés diététiques, ont obtenu les résultats les plus satisfaisans.

Parmi les baigneurs de cette année figurent quatre médecins : M. le docteur Ledant, de Raucourt (Ardennes); M. le docteur Contal, de Nancy; M. le docteur Lenger, de Differt (Belgique), et M. le docteur Léonard, de Hosingen (Grand-Duché); ces médecins ont employé les eaux de Mondorff avec un succès complet, car nous sommes heureux de pouvoir constater que l'unanimité des baigneurs a éprouvé, pendant cette saison, l'action salutaire des eaux luxembourgeoises.

La saison a tiré cette année vers sa fin plutôt que de coutume. Les départs ont été précipités par le mauvais temps du mois de septembre, par la température assez froide qui régna durant ce mois. L'établissement de Mondorff, par son heureux site, convient à ceux qui cherchent avant tout la santé, les plaisirs calmes plutôt que bruyans; c'est à Mondorff que se réfugient de préférence ceux qui, fatigués du fardeau des affaires et du régime énervant des villes, sentent le besoin de goûter cette quiétude d'esprit qui est la santé de l'âme, et de respirer un air libre et vivifiant qui est la santé du corps. Comme séjour de villégiature, notre station est des plus agréables, aussi est-elle le rendez-vous habituel d'été d'une foule de baigneurs du meilleur monde.

Pour opérer favorablement le passage de l'état pathologique à l'état physiologique ou de santé, outre les moyens balnéothérapiques, les conditions hygiéniques, le grand air, l'exercice sont des adjuvants qui viennent assurer le succès d'une cure qui aurait échoué dans des circonstances contraires. On doit se pénétrer qu'une cure aux eaux est une chose sérieuse. Les eaux de Mondorff ne sauraient guérir que les individus qui persévèrent assez longtemps dans leur emploi pour en obtenir une guérison complète, car un délai nécessaire est exigé par l'intensité, la chronicité et la nature de la maladie. Dans certaines conditions morbides, notre source produirait inévitablement des résultats funestes si son administration n'en était surveillée attentivement; mais où une surveillance incessante fait défaut, le régime de liberté, le libre usage de nos eaux ne tarde pas à produire des résultats opposés au but qu'on désirait atteindre. Il faut donc appliquer ces eaux avec un discernement qui est la première condition de leur efficacité.

La saison terminée, les malades ne devront jamais perdre de vue que l'influence des eaux se fait souvent sentir pendant deux ou trois mois; ils ne devront pas non plus oublier que dévier du régime sévère qui leur a été tracé, c'est annihiler l'effet produit par la cure. Les eaux peuvent s'exporter aux plus grandes distances sans subir aucune altération, mais il faut que par l'embouteillage on évite toute cause, si faible qu'elle soit, qui tendrait à modifier l'eau; ainsi transportée, elle sert de complément à la cure thermale, quelquefois même elle la constitue tout entière, les baigneurs n'ayant ni le temps, ni souvent les moyens de se rendre à la source.

Quant à la durée du traitement, il ne peut exister de limite de convention : au médecin seul il appartient d'en fixer la durée suivant la gravité, la nature, l'ancienneté de la maladie et l'effet produit par l'emploi des eaux. Comme dans la plupart des stations thermales, la cure est de vingt, vingt-cinq à trente jours; souvent on doit continuer à boire plus longtemps, tant que l'état morbide subsiste.

Si Mondorff a le privilége de posséder des eaux d'une si grande activité, si cette station doit toute sa vogue à sa source, il serait à désirer qu'on tâchât d'y retenir la clientèle par une bonne organisation balnéaire et par des distractions intelligentes et de bon goût, ces élémens indispensables de la médecine thermale; c'est par les distractions qu'on refoule bien loin toutes les noires pensées qu'engendre l'état maladif et qui sont les ennemies les plus tenaces de la cure. On ne doit pas perdre de vue que la prospérité de l'établissement croîtra en raison directe de l'augmentation du nombre des étrangers. Si les améliorations si longtemps désirées se réalisaient, la station prendraient une importance de plus en plus grande, et nous ne redouterions pas de lui prédire un avenir des plus prospères; le nombre des visiteurs y atteindrait promptement le décuple de ce qu'il est aujourd'hui, car un succès sanctionné par une expérience de 17 années n'a fait que confirmer les remarquables vertus médicales de la source de Mondorff.

Quoiqu'il en soit, les résultats balnéaires que nous sommes à même d'offrir, suffiront pour que nos honorables confrères et les malades puissent juger en connaissance de cause ce qu'ils sont en droit d'en attendre.

Maladies scrofuleuses et lymphatiques. 12 cas, 10 améliorations, 2 effets inconnus.

Atonie de l'organisme, convalescences tardives. 13 cas, 5 guérisons, 8 améliorations.

Maladies nerveuses. — Trop grande impressionnabilité nerveuse, hystérie. 24 cas, 6 guérisons, 16 améliorations, 2 effets inconnus.

Céphalalgie, vertiges, insomnie. 21 cas, 5 guérisons, 13 améliorations, 3 effets inconnus.

Palpitations nerveuses du cœur. 6 cas, 2 guérisons, 4 améliorations.

Maladies rhumatismales. — Rhumatismes musculaire, articulaire, nerveux et sciatique. 31 cas, 8 guérisons, 22 améliorations, 1 effet nul.

Rhumatisme goutteux, goutte. 10 cas, 2 guérisons, 7 améliorations, 1 effet inconnu.

Maladies des voies digestives. — Manque d'appétit, digestions difficiles, pituite, constipation. 59 cas, 20 guérisons, 34 améliorations, 1 effet nul, 4 effets inconnus.

Dispositions à la diarrhée. 4 cas, 2 guérisons, 1 amélioration, 1 effet nul.

Gastralgie et entéralgie, vomissemens spasmodiques. 16 cas, 5 guérisons, 9 améliorations, 2 effets inconnus.

Maladies de la peau. — Dartres sèches, etc. 15 cas, 3 guérisons, 8 améliorations, 4 effets inconnus.

Transpirations excessives. 5 cas, 2 guérisons, 3 améliorations.

Obstructions abdominales. — Engorgement du foie, pléthore abdominale, congestions hémorrhoïdales. 14 cas, 4 guérisons, 8 améliorations, 2 effets inconnus.

Anomalies du flux cataménial, etc. 17 cas, 5 guérisons, 10 améliorations, 1 effet nul, 1 effet inconnu.

Semi-paralysie des extrémités inférieures. 3 cas, 3 améliorations.

Coxalgie. 4 cas, 3 améliorations, 1 effet nul.

Dispositions à l'épistaxis (saignement du nez). 2 cas, 1 guérison, 1 amélioration.

Dispositions à l'érysipèle de la face. 2 cas, 2 améliorations.

Affaiblissement de la vue, amaurose incomplète. 2 cas, 1 guérison, 1 amélioration.

Faiblesse des extrémités inférieures, suite d'une lésion extérieure. 2 cas, 2 améliorations.

Maladies organiques du cœur, des organes respiratoires et de la vessie. 3 cas, 2 effets nuls, 1 effet inconnu.

Total, 265 cas, 71 guérisons, 165 améliorations, 7 effets nuls, 22 effets inconnus.

Ces résultats seraient bien plus complets et le nombre des cas plus considérable si nous étions à même de les enregistrer tous et d'en constater l'effet obtenu par l'emploi des bains. Les malades qui n'ont pas obtenu le résultat désiré, si toutefois l'affection dont ils sont atteints peut être guérie ou du moins soulagée par les eaux de Mondorff, sont ceux qui n'ont pas persévéré dans le traitement, qui n'ont pas suivi les prescriptions hygiéniques, ou qui ont préféré se diriger à leur fantaisie, et ont fait ce qu'on appelle une *cure forcée.*

Nous insistons sur les causes des insuccès pour ne pas exposer les malades à de nombreux mécomptes. Quand ces eaux sont prises d'une manière rationnelle et avec persévérance, elles ne refuseront pas leur efficacité.

La spécialisation thérapeutique des eaux de Mondorff s'applique particulièrement au lymphatisme et à la scrofule. Par son action *altérante,* la source de Mondorff change la manière d'être de l'organisme, c'est-à-dire qu'elle modifie la diathèse scrofuleuse et ses manifestations, et aide puissamment à relever les forces dans les altérations scrofuleuses, de là sa puissante efficacité dans toutes les maladies scrofuleuses et lymphatiques.

Ces eaux sont essentiellement réparatrices, en vertu de leur *action reconstituante;* elles ont produit les effets les plus heureux dans les constitutions détériorées et appauvries par les maladies chroniques, dans l'atonie de l'organisme, dans les convalescences tardives, dans l'anémie et la chlorose ; dans tous ces états morbides, elles ont reconstitué les fonctions assimilatrices et ont imprimé à l'organisme de la résistance vitale.

Dans les maladies nerveuses, névropathies, faiblesse nerveuse, hystérie, etc., les eaux de Mondorff ont offert les plus précieuses ressources pour rétablir l'équilibre entre les centres d'innervation et les autres systèmes de l'économie. La propriété *sédative* de nos bains provoque rapidement une salutaire révulsion périphérique, apaise l'élément névralgique et restaure les forces générales. Les manifestations de l'état morbide qu'on appelle hystérie, anesthésie, hyperesthésie, spasmes, contractures, se dissipent également par l'emploi des eaux de Mondorff.

Les observations n'ont fait que confirmer leurs précieuses vertus dans les affections rhumatismales chroniques accidentelles ou constitutionnelles; dans les cas de goutte leur influence est des plus manifestes; comme la goutte consiste spécialement dans une altération de la nutrition, l'intégrité des phénomènes de nutrition est donc la première condition préservatrice de la goutte. Les eaux de Mondorff, convenablement prises, ont pour effet de régulariser les fonctions digestives, cutanée et urinaire, et de leur imprimer une activité particulière; elles tendent à préserver de la goutte ou à corriger la diathèse goutteuse en maintenant l'intégrité de la nutrition, ou en rétablissant celle-ci troublée. Elles redonnent aussi de la souplesse aux muscles et aux ligamens, préviennent les incrustations tophacées et éloignent peu à peu les accès. Les heureux résultats que les goutteux ont obtenu pendant cette saison à Mondorff, justifient la grande et légitime réputation de nos eaux dans cette affection.

Un succès sanctionné par l'expérience nous a de nouveau prouvé que les eaux de Mondorff jouissent de propriétés réellement puissantes pour combattre les maladies des voies digestives, hypocondrie, etc.

Dans les maladies de la peau, les eaux de Mondorff ont toujours produit une grande amélioration sinon une guérison. Leur usage interne s'adresse à la disposition morbide, surtout lorsque les manifestations de la maladie cutanée sont de nature scrofuleuse; mais dans un certain nombre de cas, la maladie cutanée est le produit d'une simple irritation de la peau. Il ne s'agit alors que de calmer et d'adoucir l'enveloppe dermique qui subit une action tonique évidente.

Par leur action résolutive, purgative et reconstituante, nos eaux ont été employées avec le plus grand succès dans l'engorgement du foie, de l'utérus, en activant et en régularisant la circulation abdominale, et en provoquant les manifestations hémorrhoïdales et menstruelles; la ménopause est aussi justiciable des eaux de Mondoff.

L'usage méthodique de ces eaux a apporté de notables améliorations dans les hémiplegies symptômatiques d'une affection cérébrale. Le traitement est d'autant plus efficace qu'il est appliqué à une époque plus rapprochée de l'apoplexie.

Elles ont également rendu des services signalés dans les affections chirurgicales pour la cicatrisation des vieilles blessures, dans les coxalgies, dans la faiblesse des extrémités, suite d'une lésion extérieure. Voilà les principales affections sur lesquelles les eaux de Mondorff ont produit pendant cette saison les résultats les plus satisfaisans. Nous n'avons pas la prétention que nos eaux soient une panacée universelle, elles ont, comme toutes les sources minérales, leur spécificité d'action, et nous avons étendu leur application à une série d'états morbides dans lesquels l'expérience nous a prouvé que leur emploi est d'un avantage incontestable et des plus efficaces.

Mondorff, le 25 octobre 1863.

Dr Schmit.

Metz. — Imp. Rousseau-Pallez.

COMPTE RENDU

DES

BAINS DE MONDORFF

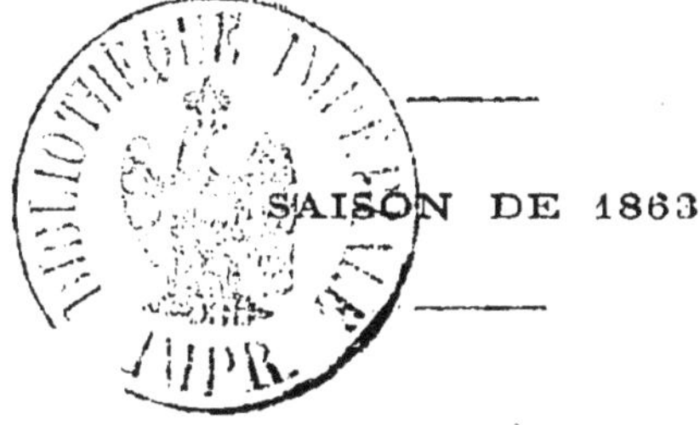

SAISON DE 1863

Les eaux thermales *chlorurées sodiques et bromurées* de Mondorff fournissent depuis 17 ans les preuves les plus convaincantes de leurs éminentes vertus thérapeutiques dans maintes affections de l'organisme. Leurs vertus curatives, bien reconnues, d'aprés les bons effets qu'on en obtient, les appellent à un brillant avenir. Ces eaux bienfaisantes jouissent d'une réputation trop méritée pour qu'elles soient jamais désertées, car les médecins et les malades qui ont pu apprécier leurs remarquables propriétés médicales, sont unanimement d'accord pour déclarer que ces thermes ne le cédent à aucun établissement balnéaire de ce genre, pour leur puissance curative; mais pour que la foule y devienne aussi nombreuse que dans d'autres stations qui ne les valent pas, rien ne devrait être négligé de la part des propriétaires des bains pour doter cet établissement de toutes les améliorations capables d'accroître et de retenir la clientèle de Mondorff. Outre une bonne installation balnéaire, on ne doit pas oublier que, dans une localité de bains, il faut surtout ne laisser aucune prise à l'ennui, il faut multiplier les agrémens du séjour, varier les distractions. C'est par ces moyens qu'on retiendra les familles, qu'on égayera les malades qui emporteront de Mondorff, avec la santé, d'agréables souvenirs. Une salle de réunion reconnue unanimement d'utilité publique, c'est-à-dire un local qui permette aux étrangers de se réunir, de se reconnaître et de se fréquenter, manque essentiellement à Mondorff.

Une source si abondante, qui donne 56,360 litres d'eau en une heure, peut facilement alimenter un second bassin qui est indispensable. Dans beaucoup de cas les bains de piscine sont plus efficaces que les bains de baignoires; comme il y a plus d'espace dans la piscine, les malades peuvent exécuter des mouvemens pendant le bain et n'y ressentent pas si promptement le froid que dans les baignoires.

Des expériences qui ont été faites par des auteurs dignes de foi, entre autres M. le docteur Scoutetten, de Metz, prouvent qu'il y a dans les eaux minérales une force vive, puissante, *force électro-chimique, électro magnétique*, et que c'est réellement à cette force que l'on doit attribuer l'action qui se produit sur les corps vivans qui y sont immergés. « Les bains de piscine, dit le docteur Josset dans son ouvrage sur les eaux naturelles, qui permettent de chercher dans un milieu plus vaste le bénéfice des réactions multiples, ont un effet plus prompt et plus énergique. On peut donc dire réellement: que l'action des bains *d'eaux thermales est d'autant plus sensible qu'il y a plus d'électricité dans les eaux, par conséquent, que les corps vivans qui y sont immergés y subissent une action électro-magnétique.* »

L'établissement de Mondorff est alimenté par une source de 25° c. Cette eau excite légèrement tout l'organisme, elle augmente les forces musculaires d'une manière modérée, elle active le système nerveux et développe l'activité des organes secréteurs et excréteurs. Convenablement administrée, elle se digère bien, ouvre l'appétit et facilite l'élaboration et l'assimilation des matériaux nutritifs. Cette source thermale a différentes propriétés ou actions, c'est en raison de ces propriétés qu'elle trouve les applications les plus heureuses dans les états morbides les plus variés.

Les eaux de Mondorff présentent une *médication altérante*, et tout médicament altérant est celui qui modifie avantageusement les maladies, sans manifester ses propriétés curatives par aucun phénomène sensible, appréciable; c'est ainsi que ces eaux modifient certaines altérations toutes spéciales de l'organisme; elles s'adressent aux états diathésiques, en vertu de propriétés spéciales qui semblent neutraliser l'action morbide qui constitue les diathèses, de là leur grande efficacité contre les maladies scrofuleuses et lymphatiques, contre certaines affections rhumatismales et cutanées, contre la goutte chronique asthénique. La présence de proportions considérables de chlorure de calcium donne à cette source un caractère particulier et la rend principalement utile dans le traitement de ces différentes affections.

Comme les maladies chroniques offrent dans une foule de circonstances des conditions communes aux états pathologiques les plus divers, c'est-à-dire la faiblesse ou l'atonie de l'organisme, les convalescences prolongées, la guérison de certaines maladies chroniques, sont souvent entravées par la langueur de l'économie, la torpeur des fonctions et l'amoindrissement de la nutrition. C'est alors que les eaux de Mondorff, qui contiennent un principe minéralisateur très actif, le chlorure de sodium, sont *reconstituantes*, c'est-à-dire qu'elles agissent à la manière d'agens toniques et stimulans à la fois sur les surfaces cutanée et digestive, et sont souveraines dans les cas où il faut modifier l'organisation. Elles ont l'influence la plus salutaire sur les différens troubles de la digestion, elles conviennent notamment aux dyspeptiques chez qui le trouble fonctionnel se manifeste par une diminution ou manque d'appétit; par leur usage on voit promptement disparaître cet état nerveux si pénible qui accompagne d'ordinaire toute débilité un peu considérable et qui se montre si souvent dans l'anémie et la chlorose; elles aident puissamment à relever les forces dans les altérations scrofuleuses et dans toutes les maladies constitutionnelles. Comme les bains de mer, elles agissent commme modificateur reconstituant.

La *médication résolutive* est indiquée dans tous les cas où la résolution d'un engorgement est réfractaire aux moyens thérapeutiques ordinaires, d'où leur puissante, efficacité dans les engorgemens du foie, de la rate, de l'utérus, dans les congestions hémorrhoïdales, dans la pléthore abdominale; mais si la résolution des engorgemens est difficile àobtenir, leur persistance dépend d'un état diathésique ou constitutionnel, ou d'un état d'affaiblissement de l'économie, la médication résolutive est alors subordonnée à la médication altérante ou reconstituante.

Médication purgative. Cette vertu est due à la prédominence du chlorure de sodium; de là son efficacité dans la constipation, dans l'état saburral de l'estomac et des intestins. La qualité purgative de ces eaux concourt souvent à remplir des indications complexes. C'est ainsi que des effets purgatifs s'ajoutent très utilement à l'action résolutive pour combattre les maladies qu'on est convenu d'appeler obstructions des viscéres abdominaux. Si ces eaux ne produisaient pas l'effet purgatif, ce qui a lieu dans certains cas, on y ajouterait quelques sels neutres. Cette même médication pourra exercer une dérivation salutaire dans le traitement des hémiplégies ; les eaux de Mondorff peuvent être appropriées au traitement des paralysies d'une hémorrhagie cérébrale, lorsque la lésion primitive a franchi toutes les périodes du travail inflammatoire. Si leur emploi prématuré présente des dangers, un ajournement trop long pourrait compromettre les résultats du traitement.

Médication substitutive. Les affections catarrhales, un certain nombre de maladies de la peau et d'affections intestinales réclament l'emploi de modificateurs qui semblent agir par une véritable substitution. Dans l'action des eaux de Mondorff sur les manifestations du lymphatisme et de la scrofule, une action substitutive se joint souvent à leurs propriétés spéciales. On se sert de cette médication pour changer le mode de l'inflammation dans certains cas.

Médication sédative (calmante). Cette médication s'adresse au système nerveux et aux phénomènes dynamiques. La trop grande impressionnabilité du systéme nerveux, l'hystérie, les palpitations nerveuses du cœur, la gastralgie, dépendant d'un état nerveux général, les vomissemens spasmodiques, la céphalalgie, etc., rencontrent le plus souvent à Mondorff une influence sédative difficile à obtenir par d'autres procédés. L'état nerveux est souvent entretenu ou exaspéré par quelqu'autre condition morbide, trouble fonctionnel, faiblesse, altération de la nutrition, prédominance constitutionnelle ou diathésique ; dans ces cas il faut avoir recours à la médication altérante ou reconstituante. Les anomalies du flux périodique trouvent dans l'emploi des eaux de Mondorff tantôt un excitant salutaire, tantôt une médication résolutive ou reconstituante, tantô une médication sédative ou modératrice.

Pour éprouver l'efficacité des eaux de Mondorff dans toute leur plénitude, leur usage doit être continué pendant longtemps, « car les eaux médicinales, dit le docteur Pidoux, président de la Société hydrologique médicale de Paris, sont en quelque sorte des agens organisés, et l'organisme entier est modifié par le médicament. D'où il suit qu'elles n'ont pas besoin d'être prises à des doses fort élevées pour être fort actives ; de plus, par suite de leur action générale, une période d'incubation leur est nécessaire, et plus cette incubation sera prolongée, plus leur action sera certaine. On ne peut dans aucun cas juger de l'action des eaux minérales par des effets immédiats, car ceux-ci se font sentir primitivement sur les élémens morbides surexcités les premiers comme étant plus irritables que les élémens restés sains, et c'est sur ces derniers qu'il faut compter pour s'assimiler lentement les propriétés efficaces du remède thermal et résister à la dégénération, c'est-à-dire à la maladie; d'où il résulte que les médicamens les plus profonds et les plus sûrs sont ceux dont l'incubation est longue et les effets tardifs...

« Les malades arrivés à une station thermale, dit le docteur Pidoux, médecin-inspecteur des Eaux-Bonnes, s'ingèrent l'eau minérale coup sur coup dans le plus bref délai possible, le jour du départ étant fixé le jour même de l'arrivée, et le médicament ayant ordre d'avoir opéré dans cet espace de temps, le médecin devra s'y conformer comme un huissier. »

On doit donc employer l'eau de Mondorff avec méthode et opportunité ; là est l'élément du succès, car sa puissance thérapeutique dans certaines affections chroniques est incontestable, mais arme à deux tranchans : elle se montre utile ou nuisible, selon les cas où elle est indiquée convenablement ou mal à propos.

A Mondorff, on peut vivre selon ses goûts, seul ou en société. Les hôtels sont partout d'une élégance et d'une propreté irréprochable. Les propriétaires de ces hôtels reçoivent les visiteurs avec une hospitalité toujours affable, qui n'est pas cet accueil banal qui se mesure et se paie, c'est une bonne et franche cordialité qui vous tend affectueusement la main et vous fait oublier la maison ou les amis que vous avez quittés, en un mot, les hôteliers montrent pour tous une bienveillante prévenance qui laisse aux étrangers de bons et d'agréables souvenirs.

La saison commence le 1er mai et finit au 20 octobre. Un service régulier d'une bonne voiture est organisé entre Mondorff et Luxembourg, depuis le 1er mai jusqu'au 1er octobre. Le climat de Mondorff est essentiellement salubre et tempéré. C'est à tort que l'on s'imagine qu'il faut attendre les grandes chaleurs de l'été pour se rendre à Mondorff; les bains sont aussi efficaces pendant les mois de mai, juin, septembre et octobre, s'ils sont beaux et doux, qu'aux mois de juillet et d'août.

Une source qui possède de si précieuses qualités thérapeutiques, la beauté du pays, des promenades et des excursions charmantes, tout concourt au rétablissement de la santé. Pour visiter les environs de Mondorff, on peut se procurer avec facilité des voitures commodes à des prix modérés. On peut faire une fort agréable excursion, à *Preische*, en France, 5 kil. de Mondorff; le beau parc, la nouvelle et splendide chapelle du château de M. le baron Ch. de Gargan, excitent la curiosité de tous les visiteurs de Mondorff.

A *Rodemack*, en France, 5 kil. de Mondorff, grand bourg où l'on voit encore les restes de son château qui date du 11e siècle.

A *Dalheim*, 5 kil. de Mondorff, dans le Grand-Duché, où l'on voit encore les traces du camp le plus considérable que les Romains aient établi dans les Gaules. Aujourd'hui apparaît, sur l'emplacement de ce camp, une superbe colonne surmontée d'un aigle en souvenir de ce camp romain.

A *Remich*, petite ville du Grand-Duché, sur le bord de la Moselle; on peut visiter en même temps, en face de Remich, en Prusse, la belle mosaïque de Nennig.

Sierck, charmante petite ville, en France, sur la rive droite de la Moselle. Le village de *Rustroff*, situé sur une hauteur près de Sierck, est célèbre par son pensionnat de jeunes filles.

Luxembourg, capitale du Grand-Duché, remarquable forteresse, notamment depuis la construction de ses viaducs et du chemin de fer qui y aboutit, des trois pays limitrophes de la France, de la Belgique et de la Prusse.

Mondorff, le 20 avril 1864.

Dr Schmit.

Metz. — Typ. Rousseau-Pallez.

COMPTE RENDU

DES

BAINS DE MONDORFF.

Saison de 1864.

Personne ne conteste plus maintenant la puissante efficacité des eaux thermales de Mondorff dans une foule d'affections opiniâtres, de la nature la plus différente. Cette source possède des élémens de succès tout exceptionnels; ses vertus bien reconnues ont été confirmées par des témoignages irrécusables.

Plusieurs nationalités sont représentées à Mondorff, et bien que les Français y soient toujours en grande majorité, on compte encore un nombre considérable de Belges et d'Allemands, outre les habitans du Grand-Duché. Cette année, Mondorff a possédé de hautes notabilités, des fonctionnaires d'un ordre élevé, des officiers supérieurs, des hommes d'Etat, des députés, des maîtres de forges, de grands propriétaires, etc. Plusieurs médecins, dont quelques-uns avec leurs familles, figurent cette année parmi les baigneurs : M. le docteur Mosquinot, de Vatimont (Moselle), et Mme Mosquinot; M. le docteur Ledant, de Raucourt (Ardennes), avec sa famille; M. le docteur Grégoire, de Bruxelles, avec sa famille; M. le docteur Würth, médecin en chef du contingent fédéral luxembourgeois, avec Mlle sa fille; M. le docteur de Vacquant, de Fœtz, et M. le docteur Léonard, de Hosingen, tous les deux du Grand-Duché.

Parmi les médecins étrangers qui ont visité l'établissement de Mondorff, nous avons remarqué M. le docteur Rousset, médecin inspecteur de l'assistance publique, à Metz; M. le docteur Richer, de Boulay (Moselle); M. le docteur Roubaix et M. le docteur Thiry, tous les deux professeurs à l'Université de Bruxelles. Tous ces médecins qui ont fait usage des eaux de Mondorff en ont obtenu les résultats les plus satisfaisans, et de nombreux malades doivent à nos eaux le rétablissement de leur santé ou au moins un grand soulagement à leurs maux. La source thermale *chlorurée sodique, iodo-bromurée* de Mondorff est certainement loin d'être une panacée, mais les beaux résultats qu'elle fournit depuis 18 ans dans des états morbides fort variés, la recommandent suffisamment à l'attention de nos honorables confrères et aux malades.

La saison de 1864 peut compter comme une des plus belles et des plus brillantes qu'on ait connues à Mondorff; si elle n'avait pas été attristée par l'inclémence du temps qui s'est fait sentir au début et à la fin de la saison balnéaire, elle aurait été certainement la plus brillante de toutes; 6,000 bains et douches ont été administrés pendant cette saison.

Il serait difficile de ne pas reconnaître à ces eaux une vertu médicatrice des plus actives, et s'il n'existait pas le bizarre et fâcheux préjugé d'après lequel on se persuade généralement qu'une saison de vingt et un jours suffît exactement pour juger de l'efficacité d'une eau thermale, un bien plus grand nombre de malades les quitteraient complétement guéris et non pas seulement soulagés. « La première action des malades à leur arrivée à une station thermale, dit M. le docteur Durand-Fardel dans ses *Lettres médicales sur Vichy*, p. 217, est de retenir leur place pour le jour du départ, c'est-à-dire le vingt-unième jour. Si on veut les retenir davantage, ils jettent les hauts cris..... Le malade, aux eaux minérales, est essentiellement volontaire. D'ailleurs, deux jours de table d'hôte l'ont mis parfaitement au courant de ce qu'il a besoin de savoir pour se soigner d'autorité. » Dans un établissement balnéaire, il se trouve toujours des personnes qui se donnent le travers d'exercer la médecine, comme si l'eau minérale s'administrait invariablement à la même dose et de la même manière pour tout le monde. « La durée du traitement thermal, dit le même auteur, doit être soumise, comme la dose des eaux, à l'appréciation de toutes sortes de conditions dépendantes de la nature, de la durée de la maladie, de l'impressionnabilité du malade au médicament. Il est rare qu'elle doive être moindre de 15 jours, elle doit se continuer en général de 20 à 30 jours; mais il peut être utile de la prolonger de un à deux mois ou même davantage. » Le traitement thermal doit être mis en pratique avec précaution, et on ne se repentira jamais d'y apporter de la lenteur, car les eaux de Mondorff renferment des principes d'excitation qui agissent sur l'organisme et y produisent des perturbations ou des *états pathologiques* qui peuvent avoir des suites regrettables. Pendant le cours du traitement, il est presque toujours possible, au moyen d'une direction méthodique, de prévenir l'apparition de phénomènes physiologiques trop prononcés ou de phénomènes pathologiques qui peuvent avoir de fâcheux résultats.

Lorsqu'un malade est décidé à prendre les eaux, il doit encore laisser de côté toute affaire sérieuse et se bien persuader qu'il n'y a pas de médication possible, quelle qu'en soit l'efficacité, s'il ne s'y rend pas dans les meilleures conditions possibles.

Pour que la nature médicatrice ne soit pas entravée dans sa marche, il faut que l'organisme se trouve environné des conditions le plus en rapport avec l'accomplissement parfait de ses fonctions. Ces moyens sont : les conditions atmosphériques, l'exercice et les distractions. En effet, l'action si efficace des eaux minérales est puissamment secondée par le changement d'air, de régime, d'agréables distractions, la musique surtout, dont l'influence sur le résultat du traitement est incontestable, car le régime physique et le régime moral concourent puissamment, avec la médication, à produire dans un organisme altéré, des modifications salutaires, c'est-à-dire une impulsion vers le retour aux conditions normales. Quant à l'exercice, l'établissement des bains possède un vaste parc, dont les spacieuses avenues offrent de frais ombrages aux promeneurs ; les malades trouvent en outre, dans les environs, bien des souvenirs qui se rattachent soit à l'histoire, soit à la science; les buts de promenade sont variés, les sites sont pittoresques. Dans peu de bains on trouve la vie matérielle aussi excellente et aussi économique qu'à Mondorff, car les prix de toutes choses sont tels qu'ils peuvent convenir aux budgets les plus modestes, et nous devons avouer que les propriétaires des hôtels redoublent de soins, d'attention et de prévenance envers leurs hôtes pour les retenir et les engager à revenir l'année suivante.

Nous allons maintenant donner le résumé de la saison balnéaire ; quoique nous ne connaissions pas tous les états morbides qui se soient présentés pendant cette saison, nous croyons néanmoins que les résultats obtenus suffiront pour que nos honorables confrères et les personnes intéressées puissent juger ce qu'il est permis d'espérer de la source thermale de Mondorff.

1. Maladies scrofuleuses et lymphatiques.

Engorgement des glandes cervicales, carie, tumeurs blanches, ulcères scrofuleux, etc. 16 cas, dont 2 guérisons, et 14 malades ont obtenu une très notable amélioration.

2. Faiblesse générale de l'organisme, convalescences prolongées.

18 cas; 6 malades ont été entièrement guéris, chez 10, les bains ont produit une grande amélioration, et le résultat nous est inconnu chez 2 personnes.

3. Chloro-anémie.

4 cas, 4 améliorations.

4. Maladies des organes digestifs.

a) *Manque d'appétit, digestions difficiles, pituite, constipation opiniâtre.* 48 cas; 18 malades ont recouvré une santé parfaite, 26 ont été notablement soulagés, et chez 4 l'effet des eaux nous est inconnu.

b) *Gastralgie et entéralgie, vomissemens spasmodiques.* 13 cas, dont 4 guérisons et 9 améliorations.

5. Affections rhumatismales.

a) *Rhumatisme musculaire, articulaire, nerveux et sciatique* 38 cas; 15 malades ont eu un succès complet, 18 ont ressenti un grand soulagement, chez 2 les eaux n'ont produit aucun effet et le résultat nous est inconnu chez 3 personnes.

b) *Rhumatisme goutteux*, *goutte*, *tumeurs goutteuses*, *disposition à la goutte*. 12 cas et les 12 malades ont obtenu par l'emploi des eaux de Mondorff une très grande amélioration.

6. Maladies nerveuses.

a) *Sensibilité exagérée du système nerveux*, *hypocondrie*, *hystérie*. 30 cas ; 9 guérisons complètes ont eu lieu, 17 personnes ont ressenti une notable amélioration, et le résultat nous est inconnu chez 4 malades.

b) *Insomnie*, *céphalalgie*, *vertiges*. 24 cas, dont 8 guérisons, 15 améliorations et effet inconnu chez 1 personne.

c) *Palpitations nerveuses du cœur*. 6 cas, dont 2 guérisons et 4 améliorations.

7. Maladies cutanées chroniques.

a) *Dartres sèches*, *pruritus*, *etc*. 19 cas ; 5 malades ont été entièrement rétablis, 13 beaucoup soulagés et l'effet est inconnu chez 1 malade.

b) *Hyperaesthésie cutanée*. 3 cas et amélioration.

c) *Transpirations excessives*. 6 cas, dont 2 guérisons et 4 améliorations.

8. Anomalie du flux périodique, etc.

15 cas, dont 5 guérisons complètes, 8 personnes ont ressenti une amélioration importante, et chez 2, résultat inconnu.

9. Obstruction des viscères abdominaux.

Engorgement du foie, *de la rate*, *de l'utérus*, *pléthore abdominale*, *obésité*, *congestions hémorrhoïdales*. 13 cas, dont 4 guérisons et 9 améliorations.

10. Paraplégie, semi-paralysie des extrémités inférieures.

2 cas et 2 améliorations.

11. Semi-paralysie des doigts, surtout des muscles extenseurs.

1 cas et amélioration.

12. Irritabilité morbide du col de la vessie.

4 cas, dont 1 guérison et 3 améliorations.

13. Luxation spontanée.

2 cas et amélioration.

14. Hémiplégie ou paralysie cérébrale.

2 cas et pas d'amélioration.

15. Maladies organiques du coeur, des poumons, de l'estomac et du foie.

4 cas, et chez les 4 malades l'usage des eaux n'a produit aucune amélioration.

En somme, de 282 cas qui sont parvenus à notre connaissance, il y a eu 81 guérisons complètes en une ou deux saisons, 176 améliorations, chez 8 personnes les bains n'ont produit aucun effet ou ont empiré le mal, et 17 malades ne nous ont pas fait part de l'effet obtenu par l'emploi des eaux.

Ces résultats seraient plus complets si nous pouvions enregistrer tous les états morbides qui se présentent chaque année à Mondorff. Les améliorations que nous avons consignées sont celles que nous avons remarquées à la fin de la cure, mais ce n'est que plus tard, sous l'influence des effets consécutifs, qu'arrive une plus notable amélioration, sinon une guérison. Le docteur Durand-Fardel (1) s'exprime dans les termes suivans sur les effets consécutifs : « Les changemens imprimés par une médication quelconque dans la marche et le dé-

(1) *Dictionnaire général des eaux minérales.* T 1, p. 481.

veloppement d'une maladie chronique, ne sont jamais immédiats et ne commencent, en général, à se montrer qu'à une époque à laquelle un traitement thermal est habituellement terminé. »

Les effets inconnus sont les cas dont on ne nous a pas indiqué les résultats. Nous pouvons affirmer que, si des malades retournent dans leurs foyers avec des espérances déçues, si, toutefois, leur affection est de nature à pouvoir être guérie ou au moins beaucoup soulagée par les eaux de Mondorff, ils n'ont pas su faire un bon usage des moyens curatifs qui étaient à leur disposition. Ils croyaient que 8 ou 10 bains suffisaient pour leur procurer une guérison complète; aussi voient-ils promptement disparaître le bénéfice qu'ils avaient retiré de leur trop court séjour à Mondorff. D'autres, poussés par le désir de retourner à leurs affaires, boivent une trop grande quantité d'eau dans un court espace de temps, prennent des bains d'une durée exagérée ou à une température trop élevée, font un abus des douches, et quand il s'est déclaré sur un organe faible une congestion dangereuse, c'est alors seulement qu'ils veulent suivre les conseils d'un médecin. « L'organisme souffrant, dit M. le docteur Scoutetten, de Metz (1), a besoin d'un temps indispensable pour se relever; lorsqu'on brusque le mouvement, on s'expose à déranger la machine et même à la briser. »

Le tableau qui précède indique suffisamment les maladies dans lesquelles la source de Mondorff est employée avec succès. C'est surtout contre la diathèse scrofuleuse et ses diverses

---

(1) *De l'Electricité considérée comme cause principale de l'action des eaux minérales sur l'organisme*, par le docteur Scoutetten. Paris, 1864.

manifestations, contre les affections scrofuleuses des glandes, de la peau, des yeux et des os, chez des sujets affaiblis, que les eaux de Mondorff, par leurs propriétés altérante et reconstituante, produisent les résultats les plus satisfaisans.

Ces eaux ont une influence puissante sur des malades qui, en proie à une atonie générale, ont besoin, comme dans la chloro-anémie, d'une médication reconstituante; elles concourent par leurs propriétés à reconstituer les forces de l'organisme chez des sujets trop longtemps soumis à des causes déprimantes; c'est ainsi que les convalescens, les constitutions faibles et débiles ne tardent pas à se rétablir par l'emploi des eaux de Mondorff.

La renommée de cette source contre les affections des voies digestives augmente de jour en jour par suite des bons effets qu'elle produit dans ces états morbides. Toutes les maladies des organes digestifs, basées sur une faiblesse générale et locale, résultant d'un trouble de l'innervation, ainsi que les gastralgies, les entéralgies et les vomissemens nerveux, sont traitées avec succés par l'eau de Mondorff. La constipation habituelle comme symptôme trés commun d'un grand nombre de maladies, cède généralement à Mondorff, surtout lorsqu'elle se rattache à une atonie de l'intestin.

Dans les maladies rhumatismales à l'état de simplicité, avec absence de lésions appréciables de tissu, l'application des eaux de Mondorff, soit à l'état naturel, soit à une température plus élevée, détermine toujours un certain degré d'excitation des fonctions cutanées et une tonicité particulière; la plupart des malades obtiennent par un usage méthodique des moyens balnéothérapiques, les résultats les plus satisfaisans dans ces états pathologiques;

mais l'opportunité des eaux de Mondorff, dans le traitement de ces maladies, se montre notamment dans l'état chronique et dans les périodes où les manifestations s'en trouvent le plus affaiblies. Mais si les caractères d'une constitution, soit lymphatique, soit névropathique, dominent chez les malades affectés de rhumatismes, on a alors le rhumatisme scrofuleux et le rhumatisme nerveux qui trouvent leur indication dans les médications altérante et sédative. Quelquefois on rencontre des rhumatismes très tenaces chez des personnes où les digestions se font mal: il y a de la faiblesse, de la tendance à l'anémie, à la névropathie ; dans ce cas on a recours à la médication reconstituante.

Dans les affections rhumatismales et dans d'autres états morbides, la douche seconde puissamment l'action des eaux. La douche, variable dans ses effets, agit soit généralement, soit localement, selon la volonté du médecin ; faiblement ou fortement, selon l'indication de la maladie. Elle peut être tonique, résolutive, dérivative et excitante, il faut donc qu'elle soit toujours dirigée d'une manière intelligente, sous peine de produire des effets fâcheux.

L'influence heureuse des eaux de Mondorff dans la goutte est des plus manifestes. Elles ont pour effet d'atténuer les manifestations de la goutte ; les accès deviennent plus rares, moins intenses et moins douloureux ; les déformations de la goutte chronique s'amoindrissent et les articulations trop raides deviennent plus souples. En évitant les accès de la goutte aiguë, on parvient à diminuer ou à suspendre le mouvement fluxionnaire qui entretient le tophus goutteux chronique, et on arrête le développement ou la nutrition de ces tumeurs. Ces produits excrémentiels déviés se flétrissent et se trouvent livrés à la résorption interstitielle.

Suivant M. le docteur Herpin (1), de Metz (ce médecin paraît être né à Metz et demeure à Paris), toutes les eaux minérales les plus vantées contre la goutte, *soit sulfatées, soit chlorurées*, contiennent toujours une quantité considérable d'*acide carbonique libre* et des bi-carbonates ; c'est à la présence de l'acide carbonique qu'elles doivent, en grande partie, leurs propriétés curatives. « Nous admettons donc que l'acide carbonique, dit l'auteur, en décomposant les *urates*, les *phosphates*, en maintenant à l'état de dissolution les sels calcaires contenus dans le sang, et qui, par une cause quelconque, se trouvent dans l'économie, favorise, à l'aide d'excrétions urinaires copieuses, l'élimination de ces diverses substances, lorsqu'elles y sont inutiles ou en excès, et qu'il débarrasse ainsi l'économie des *sels terreux*, des *phosphates*, des *urates*, de l'*acide urique libre*, qui lorsqu'ils ne sont pas expulsés et rejetés au-dehors, vont se déposer, se concrétionner dans un point ou l'autre de l'économie et former des nodosités, des tophus goutteux, la pierre, les calculs de la vessie, des reins, du foie, la gravelle, etc. »

Les *états névropathiques*, les *névroses*, les *névralgies*, offrent un vaste champ à l'emploi des eaux de Mondorff. Ce sont en général des maladies caractérisées par des lésions de la sensibilité et de la motilité. Les affections nerveuses le plus heureusement modifiées par la source de Mondorff, sont la trop grande impressionnabilité du système nerveux, l'hystérie, l'hypocondrie, la céphalalgie, la gastralgie, les palpitations nerveuses du cœur et plusieurs af-

---

(1) *De l'acide carbonique, de ses propriétés physiques, chimiques et physiologiques, de ses applications thérapeutiques...* par le docteur Herpin, de Metz. — Paris, 1864, page 526.

fections spasmodiques et paralytiques qui sont en rapport avec des maladies guérissables par les eaux de Mondorff.

Elles ont une heureuse influence sur la stérilité, quand elle dépend d'une cause que peut faire disparaître l'usage de ces eaux, comme l'atonie locale et générale, une trop grande impressionnabilité, etc.

Dans les affections de la peau, elles produisent les résultats les plus satisfaisans, notamment si ces manifestations sont de nature scrofuleuse, ou lorsqu'il s'agit de combattre une disposition ou une diathèse particulière; l'eau à l'intérieur s'adresse à la disposition morbide, et l'usage extérieur ou en bains tend à changer son mode de vitalité vicieux; mais pour un certain nombre de cas, il ne s'agit que de modifier le tégument externe dans sa constitution, une médication douce, graduelle, ramène alors le fonctionnement régulier de l'enveloppe dermique. Les maladies de la peau à l'état chronique et les formes sèches sont particulièrement du ressort de la source de Mondorff.

Ces eaux ont toujours été employées avec succès quand le *flux cataménial* est supprimé, retardé, ou quand il est accompagné de douleurs ou de spasmes. Elles ont produit les effets les plus salutaires dans les accidents qui précèdent, accompagnent ou suivent la cessation physiologique du flux périodique.

Dans les obstructions viscérales (engorgemens, pléthore abdominale, congestions hémorrhoïdales), produites et entretenues par une vie sédentaire, une table abondante, des boissons spiritueuses et caractérisées par un ralentissement de circulation et une stagnation de sang dans le système de la veine-porte, les eaux de Mondorff, grâce à leurs propriétés résolvantes, ont une grande efficacité dans ces différentes affections. Les anomalies de la secrétion biliaire, la jaunisse et les différens dérangemens fonctionnels qui en sont la suite, cèdent également à l'action de la source luxembourgeoise.

Les paralysies d'origine rhumatismale sont très efficacement modifiées par l'eau de Mondorff. Dans les paraplégies ou paralysies des extrémités inférieures par épuisement nerveux, le simple affaiblissement nerveux se répare concurremment avec la reconstitution de l'organisme par l'emploi des eaux thermales de Mondorff. Dans les hémiplégies, le traitement par ces eaux est seulement efficace, lorsqu'à la suite d'une hémorrhagie cérébrale, la marche des symptômes annonce que la lésion cérébrale est en voie de retour ou de réparation. L'administration de ces eaux thermales dissipe les engorgemens, les raideurs et les douleurs qui succèdent aux entorses anciennes, aux luxations et aux fractures. Les plaies, les ulcères atoniques, scrofuleux, ne résistent pas à l'influence des eaux de Mondorff convenablement administrées.

Après avoir expliqué les propriétés de la source de Mondorff dans un certain nombre d'affections chroniques, il reste à rechercher quelle est la cause de l'activité des eaux de Mondorff, et en général de toutes les eaux minérales? Jusqu'à présent on a cru que c'est uniquement la composition chimique à laquelle on devait attribuer leur action sur l'organisme, mais M. le docteur Scoutetten, de Metz, dans son récent ouvrage (1), a cherché à prouver que les eaux minérales agissent sur

(1) *De l'Electricité considérée comme cause principale de l'action des eaux minérales sur l'organisme*, par M. le docteur Scoutetten, de Metz. — Paris, 1864, pages 348 et 355.

l'organisme, non plus en raison de leur richesse en *minéralisation*, mais bien en proportion de leur puissance électrique. Il résume les phénomènes produits par les eaux minérales en trois actions: 1° Action dynamique, déterminée par les propriétés actives inhérentes à toutes les eaux minérales; 2° action topique, c'est-à-dire irritation produite sur la peau par le contact de l'eau, faisant naître des éruptions qui varient selon la composition chimique du liquide et son mode d'administration; 3° action médicamenteuse provoquée par l'introduction de l'eau minérale dans les organes, et dont les effets sont déterminés par la nature des sels qu'elles contiennent. « L'action dynamique est constante, c'est la propriété fondamentale des eaux minérales... Il faut désormais se rappeler que la minéralisation n'est qu'un élément secondaire de la puissance des eaux, que c'est à la force dynamique, dont nous avons démontré l'origine, qu'on doit principalement rapporter les propriétés actives qu'elles possèdent, conséquemment que la minéralisation n'a de valeur que lorsqu'elle peut exercer une action médicamenteuse ou favoriser les manifestations électriques... » L'auteur conclut que « la principale action des eaux minérales sur l'économie doit être rapportée à la modification moléculaire produite par l'électricité. »

Si les eaux de Mondorff produisent des résultats si heureux dans un nombre fort varié d'états pathologiques, nous croyons aussi de notre devoir d'énumérer les états morbides dans lesquels jusqu'à présent elles n'ont révélé aucune action ou ont produit une aggravation du mal, dans le but d'éviter aux malades des mécomptes qu'ils trouveraient en faisant usage des bains de Mondorff.

Il faut s'abstenir de cette source dans les

affections organiques du cœur, des poumons, du foie et du cerveau; dans la tendance aux congestions pulmonaires ou cérébrales ; dans le cancer, les hémoptysies, enfin dans toutes les maladies aiguës ou fiévreuses.

Comme l'établissement des bains de Mondorff va, dans quelques semaines, changer de propriétaires, nous osons espérer que ce nouvel état de choses amènera, dans l'installation de cette précieuse station, de nombreuses améliorations depuis longtemps sollicitées, et fera cesser une situation qui préoccupait vivement les visiteurs de Mondorff. Cette *station balnéaire* va donc devenir non moins recommandable par sa bonne installation que par la bienfaisance du climat, par l'abondance de sa source, la thermalité de ses eaux, leur richesse minérale et leur puissante efficacité.

Une source si abondante (36,360 litres en une heure) peut facilement alimenter un double bassin, plus vaste et plus confortable que celui qui existe actuellement, et ainsi ces eaux, bien administrées, peuvent fournir au service quotidien de 5 à 600 bains. Avec de pareilles richesses, on ne peut manquer de satisfaire à tous les besoins journaliers des malades.

Nous allons énumérer encore quelques *desiderata :* Le nombre des cabinets à douches et à bains chauds est insuffisant. Nous ne doutons pas que les nouveaux propriétaires des bains ne pourvoient l'établissement d'un plus grand nombre de cabinets de douches et de cabinets pour les bains à une température plus élevée, pour que les malades ne soient pas obligés d'attendre trop longtemps, ou de se baigner aux heures les moins convenables.

La moitié des cabinets de bains devrait être chauffée pendant les temps froids comme au commencement et à la fin de la saison balnéaire.

L'établissement devrait être entouré d'une galerie couverte pour les mauvais jours.

Une halle à boire couverte et sans courans d'air.

Un salon de lecture bien installé: il y faut par-dessus tout de l'espace et de la fraîcheur pendant les grandes chaleurs.

Un salon de conversation: Mondorff manque encore d'un lieu semblable de réunion générale. Enfin, la musique, qui exerce une si grande influence sur le moral des malades, est indispensable dans un établissement de bains.

Nous faisons les vœux les plus sincères, ainsi que les visiteurs de Mondorff, pour la réalisation de ces *desiderata;* s'ils sont exaucés, nous croyons alors pouvoir sans crainte prédire aux futurs propriétaires des bains le succès grandissant de l'établissement balnéaire de Mondorff.

Mondorff, 25 octobre 1864.

Dr SCHMIT.

Metz. — Imp. de Rousseau-Pallez.

www.ingramcontent.com/pod-product-compliance
Ingram Content Group UK Ltd.
Pitfield, Milton Keynes, MK11 3LW, UK
UKHW020442180726
13839UKWH00004B/1578

9 782329 150710